NOUVEL
INJECTEUR HYPODERMIQUE
STÉRILISABLE & SANS PISTON
BREVETÉ S. G. D. G.
Du Docteur H. MARESCHAL

URINOSCOPE DE POCHE
Du même DOCTEUR

NOTICE CONCERNANT CES DEUX NOUVEAUX APPAREILS
Suivie du TARIF SPÉCIAL

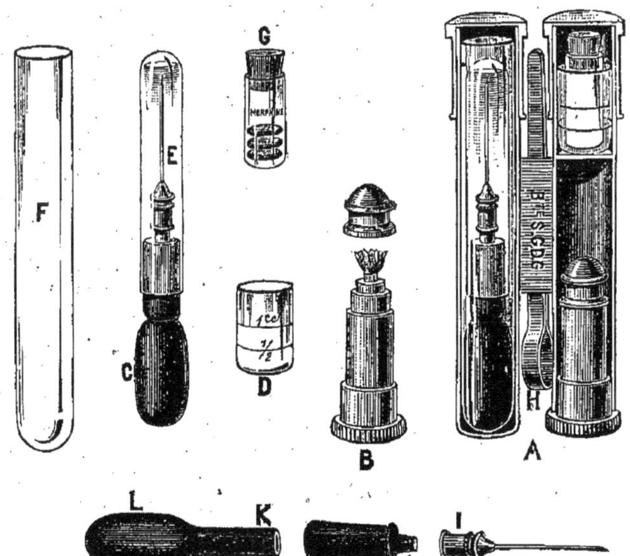

INSTRUMENTS DE CHIRURGIE EN GROS
DOUZE BREVETS D'INVENTION
BRENOT, FABRICANT
Fournisseur du Ministère de la Guerre
Rue des Gravilliers, 29 — PARIS

tre Maison est seule concessionnaire de la fabrication et de la
ros des modèles du Docteur MARESCHAL décrits au cours de la
Notice.

AVANT-PROPOS

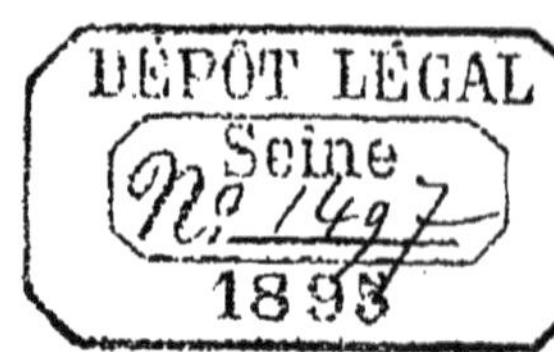

Dans bien des circonstances, au cours de sa carrière médicale, le docteur Mareschal a été frappé des inconvénients de ne pas avoir à sa disposition un appareil simple et rapide pour effectuer séance tenante les injections hypodermiques que nécessitent certains cas pressants.

Tout en reconnaissant que les divers modèles de seringues connus répondaient pour la plupart aux besoins de ce genre d'injections, il n'en est pas moins résulté en son esprit que l'on pourrait faire plus simple et plus portatif que ce qui existe. Partant de ce principe que, dans bien des cas, il s'agit avant tout d'injecter instantanément certains médicaments simples dont l'action doit se faire sentir immédiatement, il en a conclu que pour ce faire il n'était pas indispensable d'être muni de seringues à haute pression, mais qu'il suffisait d'avoir à sa disposition un injecteur pratique et facilement stérilisable, permettant d'effectuer une ou plusieurs injections urgentes. A cet effet, M. le docteur Mareschal a imaginé un nouveau modèle d'injecteur hypodermique que nous présentons au cours de la présente Notice. Afin d'en bien faire ressortir toute l'économie ainsi que les avantages, nous avons pensé ne pouvoir mieux faire que de reproduire la description qu'en fait l'inventeur lui-même, laquelle nous extrayons du journal médical *les Nouveaux Remèdes*.

Nota. — Ce très ingénieux petit injecteur hypodermique est présenté dans les dessins ci-contre sous trois formes différentes, qui sont les suivantes :

1° *Figure 1*, l'appareil complet vu avec tous ses accessoires séparés les uns des autres, et vu aussi en coupe dans ses deux étuis, afin de bien déterminer l'emplacement de chaque chose. Le double étui est représenté dans *figure 1* en demi-grandeur, complétement garni du tout, à côté de celui figuré en coupe.

2º *Figure 2*, le même appareil, représenté avec un tout petit étui pour le gousset contenant seulement l'injecteur avec une aiguille en platine iridié et sans aucun des autres accessoires énumérés *figure 1*.

3º *Figure 3*, disposition spéciale pour cabinet médical, laboratoire, poste de secours, salle de garde d'hôpital, etc., etc. (*Voir* pour les prix de vente le *Tarif général*, page 13, à la suite du *Mode d'emploi*.)

NOTE SUR LE FONCTIONNEMENT

ET LA STÉRILISATION

DE LA SERINGUE DE PRAVAZ

ET NOUVEAU MODÈLE

D'INJECTEUR HYPODERMIQUE STÉRILISABLE

BREVETÉ S. G. D. G.

Par le DR H. MARESCHAL

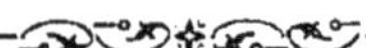

Il arrive fréquemment qu'au moment de faire une injection hypodermique, on a la déception de constater que la seringue ne fonctionne que très imparfaitement. Tantôt c'est le tube de verre qui n'est pas suffisamment obturé par les rondelles contre lesquelles viennent buter ses deux extrémités, tantôt c'est le piston qui est desséché ; quelquefois aussi c'est l'aiguille qui est bouchée, soit qu'on ait omis d'y passer un fil métallique, soit que ce dernier adhère aux parois de l'aiguille par suite de l'oxydation de celle-ci. Il arrive souvent aussi que, après avoir extrait le piston du tube en verre, dans le but de le nettoyer ou de le faire gonfler à l'eau tiède, on ne peut plus le réintroduire sans le détériorer ou sans briser le verre. Enfin le tube lui-même se brise quelquefois lorsqu'on veut stériliser la seringue à l'eau bouillante. Cette stérilisation est cependant indispensable, surtout avec les anciens modèles dont le piston en cuir s'infecte facilement, et en outre se couvre d'oxyde de cuivre aux points où il est en contact avec le métal.

Pour éviter l'obturation de l'aiguille par la rouille, il est nécessaire de n'y laisser séjourner aucune humidité ; ce résultat est facile à obtenir par le flambage avec les aiguilles en platine iridié, mais, outre que celles-ci ne sont pas d'un usage courant, elles ont aussi le défaut de piquer moins bien que celles en acier. Pour enlever toute humidité à l'intérieur de l'aiguille en acier, il est nécessaire de la soumettre à une chaleur douce, puisque le flambage la détremperait et émousserait sa pointe. Aussi la longueur de cette opération la fait rejeter, et on se contente trop souvent d'introduire le fil métallique dans le canal encore humide de la canule, et de la réintégrer avec la seringue dans sa trousse.

Si, une fois rentré chez lui, le praticien avait le soin, ou le temps, de procéder à une mise en état de son instrument, s'il s'assurait fréquemment et périodiquement de son bon fonctionnement, alors même qu'il n'a pas à l'utiliser, les mécomptes seraient assurément moins fréquents.

Mais quelles qu'en soient les raisons, bonnes ou mauvaises, je ne crois pas trop m'avancer en disant qu'un très grand nombre de médecins, et à plus forte raison de malades possédant des seringues, ne regardent leur instrument qu'au moment où ils en ont besoin.

Cette manière d'agir a deux inconvénients : d'abord celui dont je viens de parler, relatif au bon fonctionnement de l'instrument, et en second lieu celui qui concerne la stérilisation.

Enfin il n'est pas rare de voir employer des solutions médicamenteuses trop anciennes, contenant des végétaux cryptogamiques ou des poussières.

Aussi devrait-on s'imposer comme règle l'obligation :

1º De stériliser toutes les parties de la seringue ;

2º De pratiquer cette opération avant de faire une injection ;

3º De s'assurer fréquemment du bon fonctionnement de l'instrument ;

4º D'employer une solution extemporanée, c'est-à-dire faite séance tenante.

I. Stériliser toutes les parties de la seringue. — La nécessité de cette opération est, sans aucun doute, reconnue théoriquement par tout le monde ; mais en pratique tout le monde y procède-t-il ? c'est ce dont j'ai lieu de douter, ayant tout spécialement porté mon attention sur ce point depuis plusieurs années. Bien certainement cette omission n'entraîne pas toujours d'accidents ; on peut même dire qu'ils sont relativement rares. Mais ils ne s'en présentent pas moins de temps à autre, et dans ce cas, on ne peut déterminer s'ils sont dus à l'instrument ou à l'impureté de la solution.

Que l'on me permette, pour venir à l'appui de ma thèse, de citer le compte rendu des séances de deux importantes sociétés médicales.

« *Société de thérapeutique*, séance du 10 janvier 1894. — A propos de l'antisepsie dans les injections hypodermiques, M. *Constantin Paul* dit qu'on peut se contenter, dans la pratique, de l'eau chaude ou bouillante pour stériliser les seringues. Il rappelle qu'on peut régénérer les solutions si instables de morphine en les faisant bouillir dès qu'elles se troublent. On peut aussi les conserver assez longtemps et s'en servir avec profit.

« M. *Bardet* fait remarquer qu'on emploie trop souvent de vieilles solutions de morphine dans lesquelles se développent si facilement des substances nuisibles, surtout de l'apomorphine, qui est vomitive.

« M. *Berlioz* dit que lorsqu'on veut régénérer les solutions de morphine en les faisant bouillir, il est souvent trop tard. Elles s'ensemencent avec une grande rapidité de germes propres à produire des abcès. En outre, on brise très promptement les tubes de verre des seringues en les mettant en contact avec de l'eau bouillante.

« M. *Constantin Paul :* Ceci est affaire de chance, comme pour les verres de lampe. Quant aux accidents signalés comme imputables aux solutions, je suis beaucoup plus porté à les rattacher à la seringue.

« M. *Ferrand* partage cette opinion... »

« *Société française de dermatologie*, séance du 8 février 1894. — M. *Lefrain* envoie l'observation d'un malade chez lequel se sont développés des germes tuberculeux à la suite d'une injection avec une seringue ayant servi trois heures auparavant à pratiquer une injection de gaïacol chez un tuberculeux. »

II. Stériliser avant de faire l'injection. — On pourrait en consultant les recueils, multiplier les citations de ce genre. Il ressort nettement des précédentes, qu'il faut, non seulement employer des solutions récentes, mais aussi stériliser l'instrument.

A quel moment devra-t-on pratiquer cette opération ? C'est à mon avis immédiatement avant de faire l'injection, sauf dans les cas exceptionnels où l'urgence l'emporte sur toute autre considération. Comment y procède-t-on ?

Tout dépend évidemment des moyens dont on dispose ; les solutions phéniquée forte, bichlorurée, etc., pourront être employées, à la condition de procéder ensuite à un rinçage rigoureux, non seulement pour prévenir l'oxydation, mais aussi pour éviter l'action chimique de ces liquides sur la solution à injecter. Toutefois, comme on n'a pas toujours ces désinfectants sous la main, on pourra se borner à l'emploi de l'eau bouillante. Je reconnais que le récipient et la source de chaleur font souvent défaut ; c'est précisément en raison de l'absence de ces divers moyens que l'on passe outre si fréquemment. Je conseillerai en tout cas d'employer, si on le peut, à l'hôpital ou chez soi par exemple, le tube à essai et la lampe à alcool.

III. S'assurer fréquemment du bon fonctionnement de l'instrument. — En dehors de toute préoccupation d'injection à faire, il est nécessaire de stériliser périodiquement dans son cabinet, ce qui donnera en outre l'occasion de vérifier si l'instrument fonctionne bien.

IV. — Employer une solution extemporanée. — Si bien stérilisée que soit une seringue à injections hypodermiques, il est clair que la nature même de la solution injectée peut déterminer des abcès, soit parce qu'elle est elle-même irritante, acide, etc., soit parce qu'elle contient des impuretés. Aussi ai-je pris l'habitude de n'utiliser, sauf en ce qui concerne les liquides organiques, que des solutions faites séance tenante. Certains alcaloïdes, notamment le chlorhydrate de morphine, sont livrés aux pharmaciens par les droguistes, en cubes de 2 centimètres légèrement comprimés ; de sorte que l'on peut facilement en détacher de petits cubes de 1 ou 2 centigrammes, que l'on place dans un petit tube en verre. Une expérience de plusieurs mois m'a prouvé, que, portés tous les jours dans une trousse de poche, ils ne se désagrègent pas, en raison sans doute de leur légèreté. Il est donc facile de faire une solution extemporanée tout au moins en ce qui concerne le chlorhydrate de morphine ; on aura soin d'employer autant que possible de l'eau distillée et bouillie.

Un certain nombre de chimistes et de pharmaciens présentent aussi au commerce tous les alcaloïdes sous forme de lentilles ou de granules dans lesquels la substance active est agglomérée par compression; cette forme est très commode et jusqu'ici je n'ai eu qu'à m'en louer. Toutefois on lui a reproché l'inconvénient suivant : certaines lentilles en granules ne contiendraient qu'une très petite quantité d'alcaloïde, tandis que d'autres en renfermeraient une quantité supérieure à celle indiquée. Sans doute, cela a pu arriver, mais il me semble que le même fait peut se produire dans la fabrication de pilules quelconques chez un pharmacien, si la trituration de la masse pilulaire est mal faite et insuffisamment prolongée.

Il ne faut donc incriminer que le mode de fabrication et non le produit lui-même.

Je serais heureux toutefois de connaître l'avis de ceux de mes confrères qui auraient l'expérience de l'emploi des alcaloïdes présentés sous cette forme.

J'ai parlé au commencement de cet article des inconvénients inhérents à la seringue de Pravaz du modèle courant. On a cherché à y remédier d'un grand nombre de façons, aussi les modèles de seringues hypodermiques sont-ils innombrables. Les plus récents se démontent de toutes pièces ce qui facilite le nettoyage et la stérilisation ; chez les uns le piston est en amiante, chez les autres il est en caoutchouc avec vis de rappel permettant d'en augmenter le diamètre. L'amiante permet le passage à l'étuve, mais s'effiloche facilement, de sorte qu'il faut le changer assez fréquemment; quand au caoutchouc, il est nécessaire de le passer à l'eau bouillante ou dans une solution désinfectante, puisqu'il ne pourrait supporter la chaleur de l'étuve.

On a beaucoup vanté depuis quelques années les aiguilles en platine iridié; elles offrent le grand avantage de pouvoir être portées au rouge dans une flamme nue sans se détremper, et en outre d'être inoxydables, ce qui supprime l'emploi du fil d'argent. Elles ont toutefois l'inconvénient de piquer sensiblement moins que les aiguilles en acier.

L'affûtage de ces dernières est certainement meilleur et se conserve plus longtemps, mais on ne peut les flamber sans les détremper ; on devra donc les passer soit à l'étuve, soit à l'eau bouillante ou dans une solution désinfectante. Sauf en cas de passage à l'étuve sèche, l'introduction d'un fil d'argent dans l'aiguille est toujours nécessaire ; mais cette petite manœuvre est, pour beaucoup de médecins, assez difficile (tremblement, amblyopie), le fil peut d'ailleurs se casser au ras des deux extrémités, de sorte que le canal se trouve bouché; en outre sa présence n'est pas toujours une garantie contre l'obturation; car, comme il reste toujours dans le canal une certaine humidité, l'oxydation qui en résulte fait adhérer le fil à l'acier ce qui met l'instrument hors de service pour peu qu'il reste plusieurs mois sans être vérifié.

Pour désinfecter à l'étuve tous les éléments d'une seringue, la possession de cet appareil, ou à son défaut, de la trousse-étuve de M. le Dr Quintard, entraîne en tous cas la nécessité de n'employer que les modèles récents et assez coûteux. Si l'on ne dispose que du modèle ordinaire avec piston en cuir (et c'est le cas incontestablement le plus fréquent), on ne pourra donc désinfecter qu'à l'eau bouillante. Or, de deux chose l'une : ou, l'injection une fois faite, on laissera le piston humide dans le corps de la seringue, d'où oxydation du métal; ou on le dessèchera auparavant, ce qui le rétrécira au point qu'il ne pourra fonctionner sans qu'on soit obligé de le faire gonfler par l'eau au moment de s'en servir, et encore en ce cas, aura-t-on beaucoup de peine à parvenir à l'introduire dans le tube en verre.

D'après tout ce que je viens d'exposer, on voit que, quel que soit le modèle employé, il faut recourir à l'étuve ou à l'eau bouillante pour la désinfection, ce qui exige un outillage coûteux ou encombrant. D'autre part, ainsi que je l'ai dit précédemment, il arrive fréquemment que, par le fait d'une défectuosité soit du piston, soit de l'aiguille, on est obligé de renoncer à faire l'injection, à moins que, ce dont j'ai été plus d'une fois témoin, on ne la fasse quand même..., mais alors le liquide reflue au dessus du piston, ou est chassé en dehors !

Pour parer à ces inconvénients, j'ai cherché à construire un modèle qui réunisse les avantages suivants :

1º Être toujours prêt à fonctionner, alors même que l'on ne se serait pas occupé de son entretien depuis de longs mois ;

2º Être très simple et assez rustique pour n'exiger aucune réparation.

Je m'empresse d'ajouter qu'il ne permet pas le dosage d'un nombre déterminé de gouttes, mais qu'il exige l'injection totale de son contenu qui est de 1 centimètre cube. Aussi n'a-t-il pas la prétention de détrôner la seringue de Pravaz, mais simplement de la remplacer avec avantage pour l'injection courante du praticien. On obvie d'ailleurs facilement à cet inconvénient en faisant varier à sa convenance le titre de la solution par l'addition d'eau. Je dois dire aussi qu'à l'encontre de la seringue de Pravaz, mon appareil ne permet pas d'injecter les trois substances suivantes : chloroforme, graisses, térébenthine.

Cet injecteur se compose de trois éléments essentiels :

1º Une ampoule en caoutchouc L (fig. 1) d'une capacité d'un centimètre cube dont la queue K présente un canal très étroit ;

2º Un embout J en ébonite ou en aluminium que vient coiffer très hermétiquement la queue K, percé d'un canal central et terminé par un ajutage exactement semblable à celui des seringues de Pravaz ;

3º Une aiguille creuse I du modèle ordinaire.

Les objections à faire à ce dispositif étaient les suivantes :

Inconvénient commun à tous les objets en caoutchouc qui ne tardent pas à se durcir et à perdre leur élasticité ;

Humidité constante de la cavité de l'ampoule et par conséquent du canal de l'aiguille, et par suite oxydation rapide de celle-ci ;

Développement possible de végétaux cryptogamiques dans la cavité de l'ampoule, ou entre le caoutchouc et l'embout.

Je crois avoir résolu ces difficultés par les moyens suivants:

Je laisse en permanence les trois éléments de l'injecteur en contact avec un liquide que l'on trouve partout, ce qui a pour résultat d'entretenir constamment l'élasticité du caoutchouc, et de s'opposer à toute oxydation de l'acier.

Quant aux végétaux cryptogamiques, en admettant qu'ils se produisent, je les détruis en faisant bouillir le petit appareil dans un simple tube à essai.

Le liquide employé est : soit une solution aqueuse à 2 0/0 de carbonate, ou bicarbonate, ou borate, ou benzoate de soude, soit une solution alcoolique de benzoate de soude au même titre.

Depuis dix-huit mois je conserve ainsi une vingtaine d'injecteurs, sans qu'aucun d'eux ait subi la moindre altération ; l'un d'entre eux a été soumis à l'ébullition matin et soir pendant trois mois sans être en aucune façon détérioré ; enfin je les ai employés maintes fois pour pratiquer des injections hypodermiques, notamment de morphine et d'éther, avec la plus grande facilité et sans jamais avoir eu à regretter le moindre accident.

En résumé : grande facilité de fonctionnement, même sans entretien ; stérilisation très facile à l'eau bouillante sans appareil encombrant ; réparations inutiles, ou tout au moins exécutables en un instant par le médecin lui-même (remplacement de l'ampoule en caoutchouc, d'une valeur insignifiante, en cas d'usure ou d'accident).

L'injecteur muni de son aiguille se place en permanence dans un bocal ou vase quelconque V (fig. 3). Ce récipient, dans lequel se trouve la solution alcaline, contient un double diaphragme en toile métallique au travers duquel on engage l'aiguille en la laissant reposer sur son embase. Au moment de placer l'injecteur dans le bocal on presse sur l'ampoule en caoutchouc, comme sur un compte-gouttes, et on l'abandonne à lui-même : il se remplit de liquide en 15 à 20 secondes et se conserve ainsi indéfiniment.

Ce modèle est surtout destiné au cabinet, à l'hôpital ou au laboratoire.

Afin de rendre l'injecteur portatif et de permettre au médecin de l'emporter dans sa poche, je remplace le bocal par un tube en verre E (fig. 1) dit tube protecteur, rempli de liquide alcalin, et sur lequel l'injecteur vient faire bouchon, *après* qu'on a aspiré une partie de ce liquide avec l'ampoule comme avec un compte-gouttes.

L'injecteur muni de son tube protecteur se place dans un tube à essai F et l'on introduit cet ensemble dans un étui métallique.

Parallèlement à cet étui, en est soudé un second renfermant : dans sa partie supérieure, un tube à lentilles hypodermiques G et une cupule graduée D ; dans sa partie inférieure, une lampe à alcool B. Entre les deux étuis se trouve une pince H (fig. 1 A).

En se faisant apporter un verre d'eau, on a ainsi, sous un petit volume, tous les éléments nécessaires : 1º à la stérilisation par l'eau bouillante ; 2º à la préparation extemporanée de la solution médicamenteuse, à un titre quelconque ; 3º un injecteur prêt à fonctionner.

Enfin j'ai construit une petite trousse de poche que l'on pourrait appeler trousse d'urgence, renfermant les mêmes éléments que le double-étui, et en outre une dizaine de tubes à discoïdes.

Le praticien peut y placer les alcaloïdes les plus usuels, et, surtout la nuit, ou à la campagne, il trouvera l'occasion d'utiliser cet appareil plus souvent peut-être que sa trousse de chirurgie. Il est à peine besoin d'ajouter que la présence de l'injecteur n'exclut nullement l'utilisation des discoïdes par la voie stomacale ou rectale.

Disons, en terminant, que la seule réparation, qui puisse, à la longue, devenir nécessaire, consisterait uniquement dans le remplacement de l'ampoule, opération très simple à exécuter par le médecin lui-même ; il suffit d'introduire, dans toute la longueur de la queue K, l'extrémité d'une pince à dissection ou à ligatures, dont on écarte ensuite à forcement les deux branches (au moyen d'un couteau, d'une lime, etc., un peu plus large que le diamètre de l'embout) de façon à distendre fortement le canal de cette queue, on place alors, entre les deux mors de la pince, l'embout que l'on pousse peu à peu dans le canal, tout en lui imprimant de petits mouvements de latéralité ; lorsqu'il est complètement coiffé par le tube, on dégage brusquement la pince, et l'instrument se trouve de nouveau prêt à fonctionner.

DESCRIPTION DES FIGURES

FIGURE 1. — L'injecteur complet avec tous ses accessoires vus séparés et vus aussi réunis dans le double étui.

FIG. 1 *bis*. — L'injecteur complet présenté vu dans le double étui fermé prêt à être mis en poche.

FIG. 1 *ter*. — Modèle contenant seulement l'injecteur et son aiguille, qui, dans ce modèle, est toujours en platine iridié.

FIG. 2. — Façon de procéder pour la stérilisation de l'injecteur et de son aiguille.

FIG. 3. — Bocal spécial disposé pour recevoir un nombre indéterminé d'injecteurs munis de leurs aiguilles. Cette figure a pour objet de présenter la façon simple et pratique de conserver en parfait état l'injecteur lui-même et les aiguilles acier dans le liquide boraté du Dr Mareschal.

FIG. 3 *bis*. — Petit flacon à liquide boraté comme fig. 3, mais destiné plus spécialement à la conservation en bon état des aiguilles en acier. Ce petit réservoir peut être transporté à condition d'en effectuer le bouchage hermétique, ce qui a lieu en vissant à fond le bouchon.

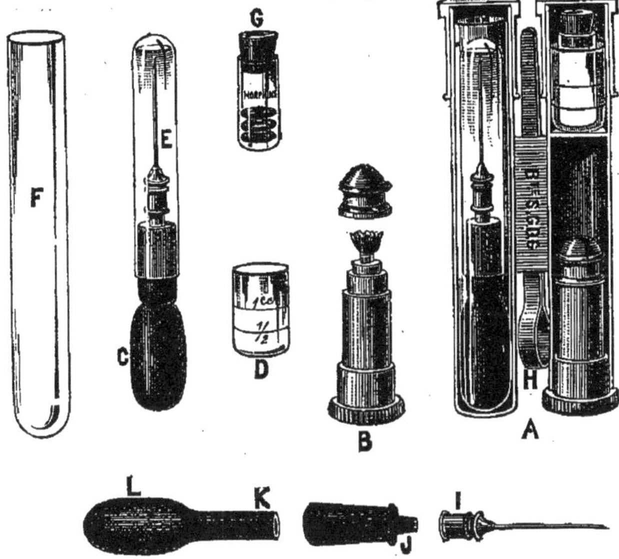

Figure 1

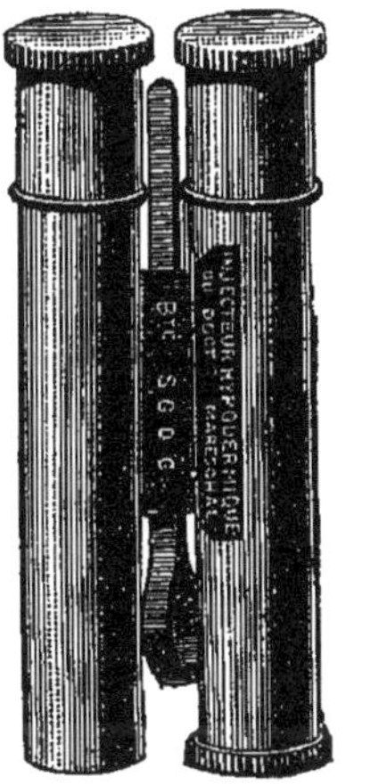

Figure 1 bis

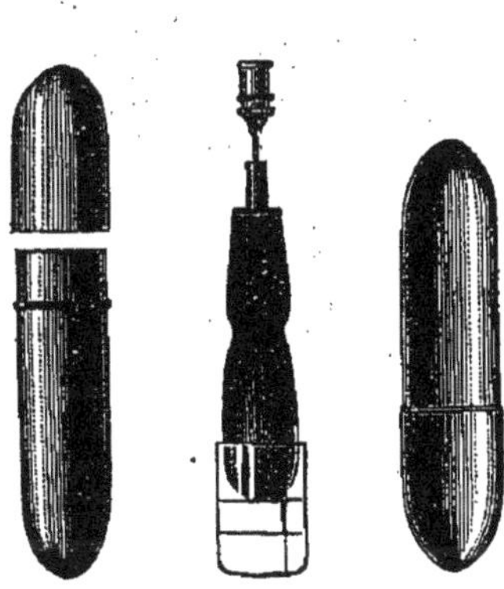

Figure 1 ter

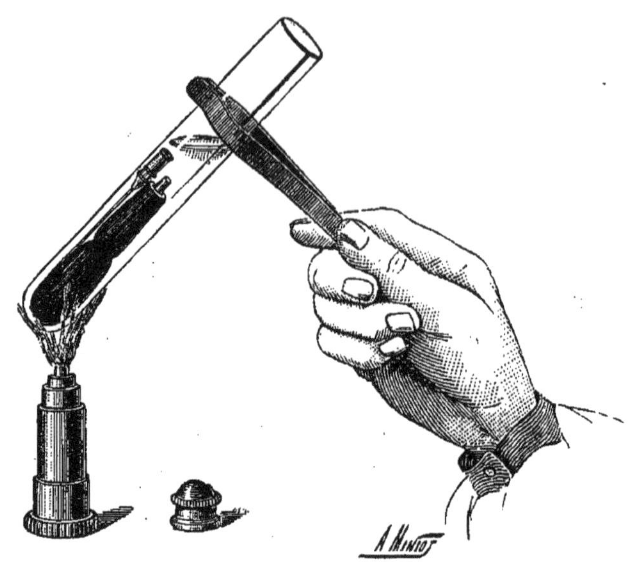

Figure 2

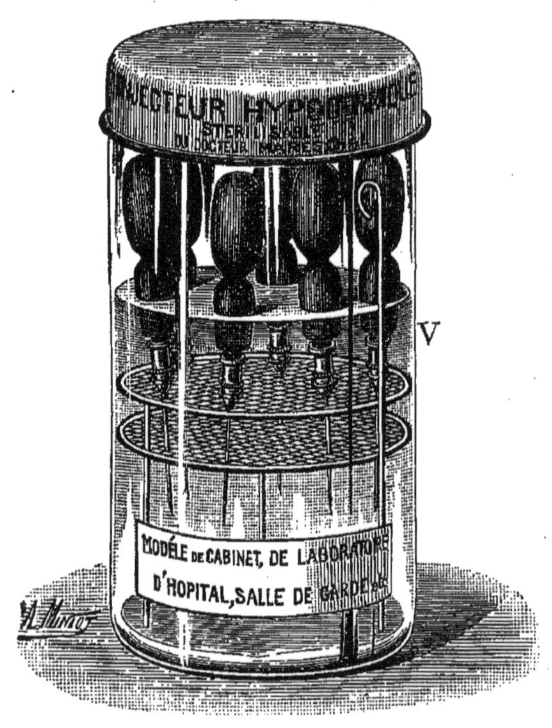

Figure 3

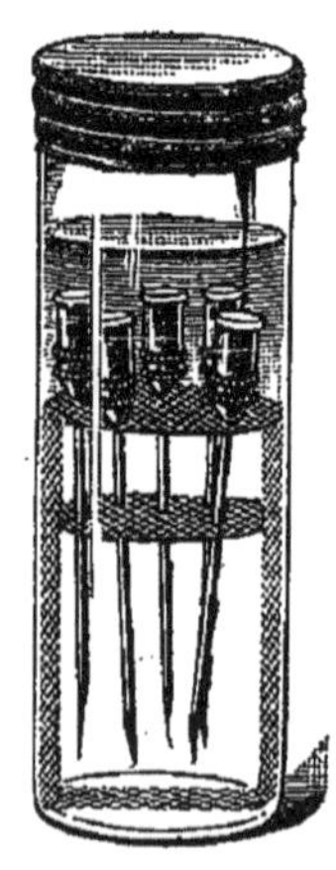

Figure 3 bis

MODE D'EMPLOI

DE L'INJECTEUR HYPODERMIQUE

CONTENU DANS LE DOUBLE ÉTUI

Stérilisation ; préparation de la solution médicamenteuse ; injection sous-cutanée : telles sont les trois opérations à accomplir. Plus longues à décrire qu'à pratiquer, elles se décomposent par les actes successifs suivants :

Demander tout d'abord un verre plein d'eau.

Enlever les deux couvercles supérieurs, que l'on place à sa portée, l'orifice en haut ; puis extraire successivement le tube à essai, l'injecteur, la pince, la lampe, la cupule graduée et le tube à médicaments.

Placer une lentille hypodermique dans la cupule.

Extraire l'injecteur du tube-protecteur, dans lequel on vide le contenu de l'ampoule, placer ce tube dans l'un des couvercles.

Enlever l'aiguille de Pravaz, que l'on dépose provisoirement.

Avec l'ampoule comme avec un compte-gouttes, puiser l'eau dans le verre et la projeter dans le tube à essai ; répéter cette opération trois fois ; emplir l'ampoule une quatrième fois *sans la vider*, et l'introduire, le fond en bas, dans le tube à essai ; saisir l'aiguille par son embase avec la pince, et la déposer dans le tube, la pointe en bas, à côté de l'ampoule.

Placer le tube à essai dans un des couvercles et allumer la lampe.

Placer le tube à essai entre les branches de la pince (fig. 2) et faire bouillir. Lorsque l'eau bout (en 30 secondes, si la flamme n'est pas agitée), élever le fond du tube à 1 ou 2 centimètres de la flamme, de façon à éviter un bouillonnement trop tumultueux. Après l'ébullition, éteindre la lampe et placer le tube à essai dans un des couvercles métalliques.

Avec la pince, extraire l'aiguille, que l'on dépose provisoirement ; puis sortir l'ampoule pleine d'eau chaude que l'on projette dans la cupule graduée.

La solution, une fois faite, placer *solidement* l'aiguille sur l'ajutage, saisir la cupule de la main gauche, et aspirer la solution avec l'injecteur comme avec un compte-gouttes ; l'ampoule se remplit en 20 à 30 secondes.

Pour faire l'injection, introduire l'aiguille sous la peau en tenant l'injecteur de façon que l'embout soit embrassé par la pulpe des trois premiers doigts, le fond de l'ampoule dirigé vers la *paume* de la main ; puis par un léger mouvement de recul des doigts, saisir l'ampoule entre le pouce et l'index, *parallèlement* à l'axe de ces doigts, et presser lentement, progressivement et sans raideur, en commençant la pression au niveau de l'articulation de la phalangine et de la phalangette.

L'injection terminée, enlever l'aiguille, rincer l'injecteur dans le verre d'eau ainsi que cette aiguille, puis remettre le tout en place. Il va sans dire que, en replaçant l'injecteur, armé de son aiguille, dans le tube protecteur, on le remplira du liquide alcalin (borate de soude à 2 0/0) contenu dans ce tube, *avant* d'en obturer l'orifice, sans quoi le liquide ne monterait pas dans l'ampoule.

Losque l'on emploie des aiguilles neuves, il est essentiel que leur canal soit très bien nettoyé, car, sortant de chez le fabricant, il contient toujours une quantité notable de fines particules d'oxyde de fer, dites « calamine » et de cambouis provenant de la trempe. Il en est de même des embouts neufs, qui sont forés avec une mèche enduite d'un corps gras. Un rinçage à l'éther, au moyen de l'ampoule, fait disparaître ces impuretés. Si l'on ne prenait cette précaution, la solution alcaline conservatrice ne tarderait pas à se troubler, tandis qu'elle doit rester constamment limpide.

TARIF SPÉCIAL

Figure 1

Modèle complet, comprenant l'injecteur et ses accessoires divers,
le tout réuni dans le double étui figure 1 bis .... **6** francs

Figure 1 ter

Modèle bijou comprenant l'injecteur et une aiguille en platine
iridié .... **3** fr. **50**

Figure 3

Modèle de bocal disposé pour la conservation en bon état d'un
nombre indéterminé d'injecteurs tout montés........... **3** francs

Figure 3 bis

Petit flacon, même système que figure 3, spécialement destiné
à la conservation des aiguilles en acier......... **1** fr. **50**

URINOSCOPE DE POCHE

Du Dʳ MARESCHAL

(MODÈLE DÉPOSÉ)

Il est de règle, pour établir un diagnostic, d'examiner les urines du malade, principalement pour la recherche de l'albuminurie ou du diabète.

Beaucoup de médecins négligent cette précaution primordiale, ou tout au moins la diffèrent, parce qu'ils n'ont pas sous la main l'instrumentation nécessaire.

L'Urinoscope de poche, du Docteur Mareschal, comble cette lacune. Il renferme, sous un petit volume, les éléments nécessaires pour déceler la présence de l'albumine et du sucre (*voir* figure ci-contre).

Le tube à essai, la lampe à alcool et la pince permettent la recherche de l'albumine par la chaleur.

Dans un des compartiments de l'étui, se trouve un petit tube destiné à contenir, soit des pastilles de potasse, soit du sous nitrate de bismuth, pour la recherche du sucre. On place en outre dans ce compartiment du papier de tournesol. Le sel de bismuth, dans une urine diabétique, donne une coloration brune (à condition toutefois que l'urine soit alcaline).

TARIF

L'appareil tel qu'il est représenté...................................3 francs

PARIS — IMPRIMERIE E. PETIT, 66, RUE TRAVERSIÈRE

80

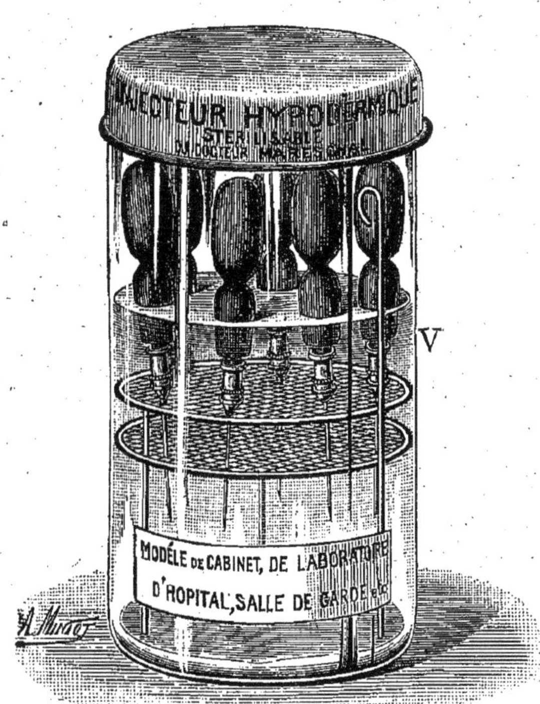

INJECTEUR HYPODERMIQUE
STÉRILISABLE
DU DOCTEUR MARÉSCHAL
V
MODÉLE DE CABINET, DE LABORATOIRE
D'HOPITAL, SALLE DE GARDE &c

9 782019 292621